全民阅读·中华养生功法进家庭丛书

何清湖　龙专——总主编

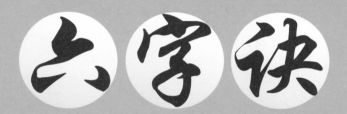

六字诀

陈孝邦

——

主编

U0364630

全国百佳图书出版单位

中国中医药出版社

·北京·

图书在版编目（CIP）数据

六字诀 / 何清湖，龙专总主编；陈孝邦主编 .

北京：中国中医药出版社，2025. 1. -- (全民阅读).

ISBN 978-7-5132-9224-5

Ⅰ . R214

中国国家版本馆 CIP 数据核字第 20242FC821 号

中国中医药出版社出版

北京经济技术开发区科创十三街 31 号院二区 8 号楼

邮政编码　100176

传真　010-64405721

山东临沂新华印刷物流集团有限责任公司印刷

各地新华书店经销

开本 880×1230　1/48　印张 1.75　字数 68 千字

2025 年 1 月第 1 版　2025 年 1 月第 1 次印刷

书号　ISBN 978 – 7 – 5132 – 9224 – 5

定价　19.90 元

网址　www.cptcm.com

服 务 热 线　010-64405510

购 书 热 线　010-89535836

维 权 打 假　010-64405753

微信服务号　zgzyycbs

微商城网址　https://kdt.im/LIdUGr

官 方 微 博　http://e.weibo.com/cptcm

天猫旗舰店网址　https://zgzyycbs.tmall.com

如有印装质量问题请与本社出版部联系（010-64405510）

版权专有　侵权必究

《全民阅读·中华养生功法进家庭丛书》

编委会

总主编

何清湖　龙　专

副总主编

刘朝圣　刘雪勇

编委（按姓氏笔画排序）

任　拓　刘广慧　刘文海　刘露梅　汪　磊　张紫茵
张冀东　陈孝邦　罗　敏　罗建章　赵　壮　胡宗仁
钟子轩　顾　悦

丛书序言

在现代社会中，阅读已经不仅是一种获取知识的手段，更是一种生活方式，一种让心灵得以滋养的途径。阅读，不仅是眼睛的旅行，更是心灵的觉醒，是身体与精神的对话。好的书籍如同一盏明灯，照亮我们前行的道路；又如一剂良药，滋养我们的内心世界。正如美国作家梭罗所说："阅读是一项高尚的心智锻炼！"全民阅读的倡导，不仅是为了提升国民的文化素养，更在于通过阅读，引导大众走进博大精深的中华文化，领悟其中蕴含的智慧与哲学。

中华养生功法，作为中华民族传统文化的瑰宝，如同一部流动的历史长卷，记载着古人对生命奥秘的探索与实践。它融合了中医理论、哲学思想和实践经验，通过调身、调息、调心，达到强身健体、延年益寿的目的。在快节奏的现代生活中，中华养生功法以其独特的魅力，为人们提供了一种简单易行、效果显著的养生方式。习练传统养生功法，不仅是中老年人健身养生的首选，也是当代年轻人关注的新焦点。

在全民阅读的热潮中，我们尝试将经典的养生功法与日常阅读相融合，与中国中医药出版社密切合作，精心推出了《全民阅读·中华养生功法进家庭丛书》。这是一套将中医养生理念与实践相结合，旨在提升大众健康素养的中医养生精品丛书。丛书涵盖了现有的主要养生功法，详细介绍了 12 种中华传统养生功法的概述、技术要领、注意事项和功理作用，包括易筋经、导引养生功十二法、五禽戏、八段锦、大舞、马王堆导引术、六字诀、调息筑基功、少林内功、八法五步、延年九转法、七星功。可以说，这是一套将科学性、科普性和实操性较好融合的中华传统养生功法宝典。

　　《全民阅读·中华养生功法进家庭丛书》每一分册都是一个独特的篇章，它们共同构成了一幅中华养生的宏伟画卷。从"易筋经"到"马王堆导引术"，从"大舞"到"延年九转法"，每一功法都在向我们展示养生的多元性和实用性。例如，"导引养生功十二法"功法技术深邃，意形结合，动息相随，使习练者在动静之间找到平衡，从而提升生活质量。而"六字诀"，以其简练的字诀，蕴含着强大而深远的养生力量，它教我们如何在快节奏的生活中找到内心的安宁，通过呼吸调控和肢体运动，调和人体内在的气血运行，达到身心和谐。"少林内功"，作为武术文化的内核，更是中华养生的另一种体现，它强调内修外练，通过练习内功，提升身体素质，同时修身养性，通达武道的真谛。经典功法"五禽戏"，源于我国古代，通过模仿虎、鹿、熊、猿、鸟五种动物的动作，达到调和气血、舒展筋骨、强身健体的效果。"大舞"的编创，则是基于对 5000

多年前唐尧时期大舞的深入研究及其与现代科学的结合，它不仅保留了传统文化的精髓，还被赋予了新的时代特征。

本套丛书的编写特色之一，就是由体育专业老师担任模特，插配了大量的功法招式彩图。这些功法招式，参考了国家体育总局的健身气功标准，确保动作的标准化和规范化。配以简练的文字，表述清晰准确，使读者能够一目了然，轻松学习。此外，丛书还贴心地提供了动作视频（每分册"功法概述"页扫码即可观看），与图书内容相得益彰，增强了学习的互动性和趣味性。丛书的另一个鲜明特色，就是采用口袋本形式，印制精美，便于携带。无论是在家中、办公室，还是在旅途中，都可以随时翻阅学习，让养生健身成为一种生活常态。通过这套丛书，我们期待每一位读者都能够找到适合自己的养生之道，让阅读与养生成为生活的一部分，让健康和智慧相伴，丰盈人生旅程。

全民阅读，中华养生，打开书卷，让我们共同开启这场身心的健康之旅吧！

丛书主编　何清湖
2024 年 11 月于长沙

前言

在这个信息爆炸、节奏加速的时代，我们常常被各种纷扰和焦虑所包围，心灵疲惫不堪，身体也承受着前所未有的压力。在这样的背景下，寻找一种能够让我们回归自然、放松身心的方法显得尤为重要。而"六字诀"，正是这样一门古老而又充满智慧的健身艺术，它以简洁明了的六个字——"嘘、呵、呼、呬、吹、嘻"，开启了我们通往身心健康的大门。

"六字诀"起源于古代道家养生文化，是历经千年传承的智慧结晶。它不仅是一种简单的呼吸调节方法，更是一种融合了中医经络理论、道家养生智慧及儒家修身养性理念的综合性健身气功。通过这六个字的发音和相应的肢体动作，我们可以有效地调节体内的气血运行，平衡阴阳，达到身心合一的和谐状态。

在深入研究"六字诀"的过程中，我们深深被其独特的魅力和深厚的文化底蕴所吸引。每一次习练，都仿佛是一次心灵的洗礼，让我们从日常的琐碎和烦恼中解脱出来，感受到前所未有的宁静与平和。"六字诀"不仅是一种健身方法，更是一种能够引领我们走向内在觉醒、提升生命质量的修行之路。

在编写本书时，我们尝试用通俗易懂的语言，将"六字诀"的精髓和习练方法呈现给读者。书中不仅详细阐述了每个字的呼吸方法和肢体动作，还结合科学理论对"六字诀"的健身效果进行了深入解读。

此外，本书还特别注重实用性。无论是初学者还是有一定基础的健身气功爱好者，都能在这本书中找到适合自己的学习路径和提升方法。通过不断的实践和积累，相信每个人都能在"六字诀"的引领下，找到属于自己的身心健康之道。

"六字诀"不仅是一种健身方法，更是一种生活态度和价值观的体现。它教会我们如何在繁忙的生活中找到内心的平静和力量，如何在喧嚣的世界中保持一颗纯净和敏锐的心。愿这本书能成为你追求身心健康的良师益友，陪伴你走过每一个充满挑战和机遇的时刻。

本书编委会

2024 年 11 月

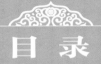

目　录

功法概述

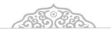

微信扫描二维码
功法示范新体验

　　健身气功"六字诀"的最早文献记载可以追溯至南北朝时期，见于陶弘景所著的《养性延命录》。陶弘景不仅是道教茅山派的杰出代表，也是一位杰出的中医学专家。在该书的《服气疗病篇》中详细描述了"六字诀"的吐纳方法及其对应的医疗作用。

　　《养性延命录》中记载："纳气有一，吐气有六。纳气一者，谓吸也；吐气六者，谓吹、呼、唏、呵、嘘、呬，皆出气也……委曲治病，吹以去热，呼以去风，唏以去烦，呵以下气，嘘以散滞，呬以解极。"这些记载奠定了后世健身气功"六字诀"

的基础。

唐代著名医学家孙思邈在《备急千金要方》中进一步发展了陶氏"六字诀"的吐纳法，提出了"大呼结合细呼"的习练方法。与此同时，道教学者胡愔在其《黄庭内景五脏六腑补泄图》中，调整了六字与五脏的配合方式，形成了更为完备的"六字诀"体系。

宋代邹朴庵在其著作《太上玉轴六字气诀》中，提供了历史上最为详细的"六字诀"理论与方法。他不仅详细规定呼吸和读音方法，还引入了叩齿、搅海、咽津等预备功，使得"六字诀"的习练更加系统和完善。

明清时期，"六字诀"的实践逐渐聚焦于养生领域，其练习顺序也开始遵循相生的原则。明清时期的文献如《修龄要旨》《遵生八笺》等都对"六字诀"的习练技巧和养生效果进行了详细阐述。

总的来看，"六字诀"的功法历史源远流长，历经南北朝、唐、宋、明清等朝代的不断发展和完善，形成了一套系统化、科学化的养生功法。通过调整呼吸，这一功法能够充分调动脏腑的内在潜能，达到养生保健、防病治病的目的。

预备势

—— 技术要领

动作 两脚脚尖向前，平行站立，两膝微微弯屈；头部中正，颈部伸直，下巴微微内收，背部挺直，微含胸；两臂自然下垂于身体两侧，周身中正；唇齿合闭，舌尖平放，轻轻贴上腭；目视前方（图1）。

六字诀 。 预备势

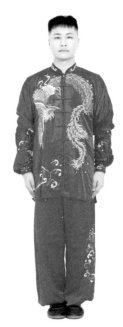

图 1

006

【 注意事项 】

❶ 保持放松，身体端正，呼吸平稳，目光内敛，心态平和。

❷ 调整呼吸，缓缓进入练功专注状态。

【 功理作用 】

心神宁静，呼吸调匀，内脏和谐，身形中正。

起势

动作一 两脚分开与肩同宽，弯曲肘部，两掌十指一一相对，掌心朝向上方，缓缓向上托举至胸前位置，高度约与两乳齐平；目视前方（图2）。

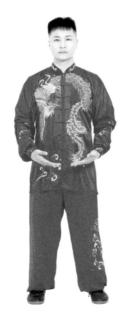

图 2

动作二 两掌向内翻转，掌心朝向下方，缓缓按压至肚脐前位置；目视前下方。

动作三 微微屈膝下蹲，身体向后坐；同时，两掌内旋外翻、缓缓向前拨出，至两臂成圆形（图3）。

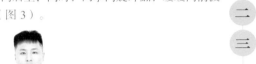

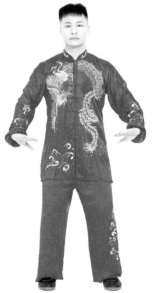

图3

四

六字诀 · 起势

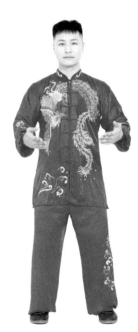

图 4

动作五 匀速起身，两掌缓缓收拢至肚脐前位置，虎口交叉相握，轻轻覆盖肚脐；静养片刻，呼吸平稳；目视前方（图5）。

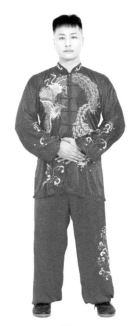

图 5

【 注意事项 】

① 均匀呼吸，保持动作速度稳定流畅。

② 两掌向上托举时，两臂肘部向外展开，保持胸背正直。

【 功理作用 】

① 通过两掌托举、按压、拨动、收拢动作，结合下肢的节律性弯屈和伸展，与呼吸同频，引导内外气流，不仅可以调节人体"内气"的升、降、开、合，而且有促进全身气血循环的作用，同时也为后续习练做好准备。

② 腰膝关节柔和的节律性运动，有助于增强中老年人的腰膝关节功能。

第一式·嘘字诀

技术要领

一

动作一 接上式动作。两手放松，掌心朝向上方，小指轻轻贴腰部，向后收到腰间位置（图6）；目视前下方。

六字诀。第一式 嘘字诀

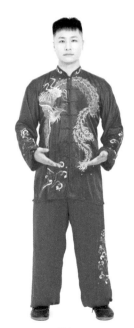

图6

动作二 两脚保持不动，身体向左转 90°；同时，右掌从腰间缓缓向左侧穿出，高度约与肩齐平，并同步配合发出"嘘"字的声音；两目渐渐睁大变圆，目视右掌伸出的方向（图 7）。

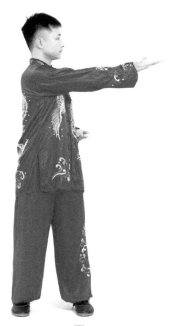

图 7

动作三 右掌沿原路返回，收至腰间（图8）；同时身体缓缓转回，面向正前方；目视前方。

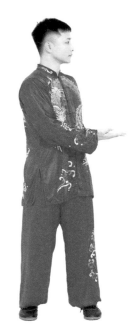

图 8

动作四 身体向右转 90°；同时，左掌从腰间缓缓向右侧穿出，高度约与肩齐平，并同步配合发出"嘘"字的声音；两目渐渐睁大变圆，目视左掌伸出的方向。

动作五 左掌沿原路返回，收至腰间，同时，身体缓缓转回，面向正前方；目视前下方。

本式共发出"嘘"字音 2 次。

【注意事项】

① 掌心从丹田位置经过后，两目要尽力睁大变圆，目光向内聚焦于肝脏。

② 在"嘘"字诀动作中，左右穿掌时转体需达到 90°。

③ 在"嘘"字诀动作中，左右转体时上下肢需保持稳定，由腰部旋转发力。

【 功理作用 】

1. 中医学认为，"嘘"字诀与肝相对应。口吐"嘘"字能够泄出肝之浊气、调理肝脏功能。同时，配合两目睁大变圆，还可以疏肝明目。

2. 掌心向上从腰间向对侧穿出，左右交替练习，引导内外气流，可使肝气升发，气血调和。

3. 左右旋转身体可以锻炼腰部及腹内的组织器官，不仅能增强中老年人的腰膝关节及消化功能，还能疏通、调节带脉（环腰一周，如腰束带，是全身二十部经脉中唯一一条横行的经脉，在人体中具有约束其他经脉的作用），使全身气机得以顺利升降。

第二式·呵字诀

动作一 接上式动作。吸气,同时将两掌小指轻轻贴住腰部微向上提,手掌指尖朝向斜前下方(图9)。微微屈膝下蹲,同时将两掌缓缓向前下约45°方向插出,两臂微微弯曲(图10)。

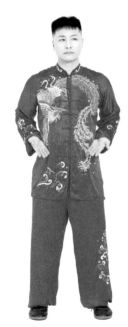

图 9

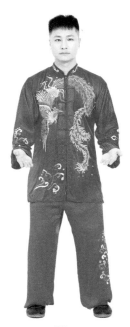

图 10

动作二 微微屈肘收回，两掌小指一侧相靠，掌心朝向上方，呈"捧掌"状，高度约与肚脐齐平；目视两掌心（图11）。

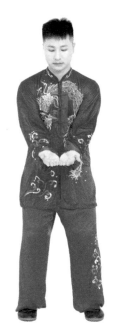

图11

动作三 两腿缓缓伸直；同时屈肘，将两掌捧至胸前位置，掌心朝向内，
两中指高度约与下巴齐平（图12）。

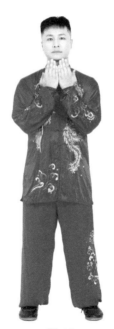

图 12

动作四　两臂肘部向外展开，高度约与肩齐平；同时，两掌向内翻，指尖朝下，手背相靠（图13）。然后，两掌缓缓下插；目视前方。从插掌开始，发出"呵"字的声音。

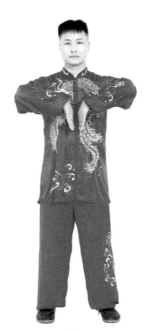

图 13

动作五 两掌下插至肚脐前位置时，微微屈膝（图14）；同时，两掌内旋外翻，掌心朝向外方，缓缓向前方拨出，拨至两臂成圆形（图15）。

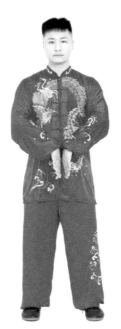

图 14

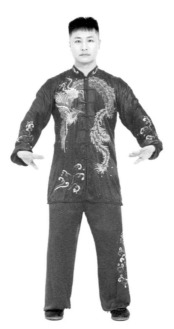

图 15

动作六 两掌外旋内翻，掌心朝向上方，于腹前位置呈"捧掌"状；目视两掌心。

动作七 两腿缓缓伸直；同时屈肘，将两掌捧至胸前位置，掌心朝向内，两中指高度约与下巴齐平；目视前下方。

动作八 两臂肘部向外展开，高度约与肩齐平；同时，两掌向内翻，指尖朝下，手背相靠。然后，两掌缓缓下插；目视前下方。从插掌开始，发出"呵"字的声音。

本式发出"呵"字音 2 次。

【注意事项】

① 插掌发声时身体保持放松，随着动作向膻中、丹田顺气。

② 两掌捧起屈肘时，应微微含胸目视手掌心。

【 功理作用 】

❶ 中医学认为，"呵"字诀与心相对应。口吐"呵"字能够泄出心之浊气、调理心脏功能。

❷ 通过捧掌上升、翻掌下插的动作，引导内外气流，可使肾水上升，制约心火；使心火下降，温暖肾水，达到心肾相交、水火既济，从而调理心肾功能。

❸ 两掌的捧、翻、插、拨，肩、肘、腕、指各个部位柔和连续地屈伸旋转运动，锻炼了习练者上肢关节的柔韧性、功能的协调性，有利于防治中老年人的上肢骨关节退化等病症。

第三式·呼字诀

—— 技术要领

动作一 接上式动作。两掌向前拨出，外旋内翻，转掌心朝向内，正对肚脐，指尖斜相对，十指自然张开，两掌心间距与掌心至肚脐距离相等（图16）。

一

六字诀。第三式 呼字诀

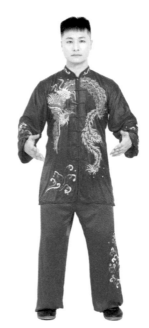

图 16

动作二 两腿缓缓伸直；同时，两掌缓缓向肚脐方向合拢，距离肚脐前约 10 厘米（图 17）。

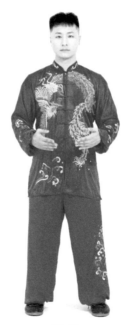

图 17

三

六字诀。第三式　呼字诀

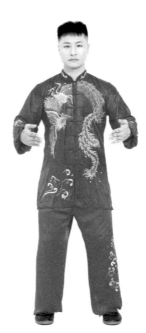

图 18

动作四 两腿缓缓伸直；同时，两掌缓缓向肚脐方向合拢。

重复动作三和动作四 1 遍。本式共吐"呼"字音 2 次。

【注意事项】

1. 两腿弯曲下蹲，两掌向外撑出。
2. 两掌向外撑时，腰腹需保持中立位。
3. 吐气发声时，两掌外开高度与肚脐齐平。

【功理作用】

1. 中医学认为，"呼"字诀与脾脏相对应。口吐"呼"字能够泄出脾胃之浊气、调理脾胃功能。
2. 通过两掌与肚脐之间的开合，引导内外气流，可使整个腹腔形成较大幅度的舒缩运动，能够促进肠胃蠕动、健脾和胃、消食导滞。

第四式·呬字诀

动作一 接上式动作。两掌自然下落，掌心朝向上方，十指一一相对（图19）。

一

六字诀。第四式 呬字诀

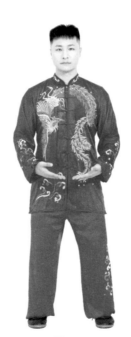

图 19

动作二 两腿缓缓伸直；同时，两掌缓缓向上托举至胸前位置，高度
约与两乳齐平（图 20）。

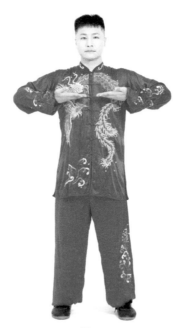

图 20

动作三 两臂肘部下落，夹紧肋部，两手顺势立掌于肩前位置，两掌掌心相对，指尖朝向上方（图21）。两肩胛骨向脊柱收拢，展开双肩并扩展胸部，头向后仰，颈部收缩；目视斜前上方（图22）。

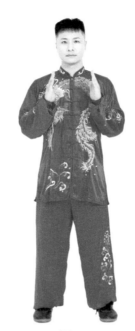

图 21

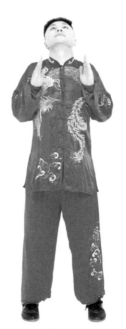

图 22

动作四 微微屈膝下蹲；同时，放松肩颈，两掌缓缓向前平推，并逐渐将掌心朝向前方，同时发出 "呬"字的声音（图 23）。

四

六字诀 ∘ 第四式 呬字诀

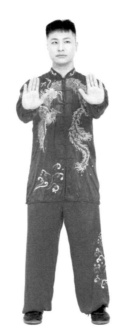

042

图 23

动作五 两掌向外旋腕，转至掌心朝向内，两掌指尖相对，高度约与肩齐平（图 24）。

五

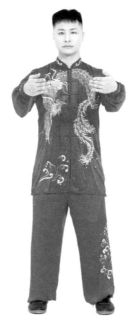

图 24

动作六　两腿缓缓伸直；同时屈肘，两掌缓缓收拢至胸前约 10 厘米位置，两掌指尖相对（图 25）。

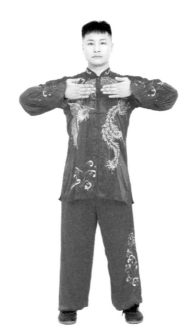

图 25

动作七 两臂肘部下落、夹紧肋部，两手顺势立掌于肩前位置，两掌掌心相对，指尖朝向上方。两肩胛骨向脊柱收拢，展开双肩并扩展胸部，头向后仰，颈部收缩；目视斜前上方。

动作八 微微屈膝下蹲；同时，放松肩颈、两掌缓缓向前平推并逐渐将掌心朝向前方，同时发出"呬"字的声音；目视前方。

本式共发出"呬"字音 2 次。

【注意事项】

① 肩关节向后紧缩，扩展胸部，颈部收缩，仰头向上。

② 展开双肩扩展胸部时两肩胛骨向脊柱收拢。

③ 藏头缩颈时，微抬头部，身体需保持中立位。

【 功理作用 】

❶ 中医学认为，"呬"字诀与肺相对应。口吐"呬"字能够泄出肺之浊气、调理肺脏功能。

❷ 通过展肩扩胸、藏头缩颈的动作，可使吸入的大自然之清气布满胸腔，同时小腹微微内收，使丹田之气上升至胸中位置。先天之气和后天之气在胸中会合，能够锻炼肺的呼吸功能，促进气血在肺内的充分融合。

❸ 立掌展肩与松肩推掌的动作可以刺激颈项、肩背部周围的穴位，能够有效地缓解颈、肩、背部的肌肉和关节疲劳，防治颈椎病、肩周炎和背部肌肉劳损等病症。

第五式・吹字诀

动作一 接上式动作。两掌向前推，随后放松手腕，伸直手掌，指尖朝向前方，掌心朝向下方，高度与肩齐平（图 26）。

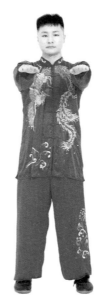

图 26

动作二 两臂向左右分开成侧平举样，掌心斜着朝向后方，指尖朝向外。

动作三 两臂向内旋，两掌向后划弧形至腰部，掌心轻轻贴近腰眼，指尖朝向斜下方（图27）。

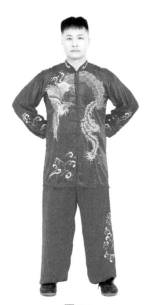

图 27

动作四 微微屈膝下蹲；同时，两掌沿着腰和大腿外侧向下滑（图 28）。随后屈肘提臂环抱于腹前，掌心朝向内，指尖相对，高度约与肚脐齐平（图 29）。两掌从腰部下滑时，发出"吹"字的声音。

四

六字诀。第五式 吹字诀

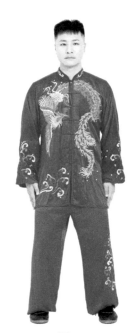

图 28

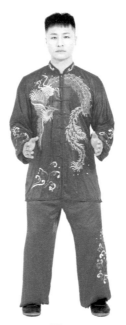

图 29

动作五 两腿缓缓伸直；同时，两掌缓缓回收，轻轻抚摸腹部，指尖朝向斜下方，虎口相对（图30）。

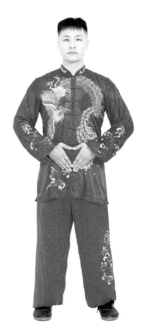

图30

| 动作六 | 两掌沿带脉逐渐向后摩运。 |

| 动作七 | 两掌至后腰部，掌心轻轻贴近腰眼，指尖朝向斜下方；目视前下方。 |

| 动作八 | 微微屈膝下蹲；同时，两掌沿腰和大腿外侧向下滑，后屈肘提臂环抱于腹前，掌心朝向内，指尖相对，高度约与肚脐齐平；目视前下方。两掌从腰部下滑时，发出"吹"字的声音。 |

本式共发出"吹"字音 2 次。

【注意事项】

1 两臂水平向外侧平举时需保持自然舒适发力，不可紧绷。

2 侧平举时，两掌掌心斜着朝向后方。

【 功理作用 】

❶ 中医学认为，"吹"字诀与肾相对应。口吐"吹"字能够泄出肾之浊气、调理肾脏功能。

❷ 《素问》有云："腰者肾之府。"肾位于腰部脊柱两侧，腰部功能的强弱与肾气的盛衰息息相关。本式动作通过两手对腰腹部的按摩，可以达到壮腰健肾、增强腰肾功能和预防衰老的效果。

第六式·嘻字诀

动作一　接上式动作。两掌呈环抱样，自然下落于身体前面（图 31）。两掌内旋外翻，使手背相对，掌心朝向外，指尖朝向下方；目视两掌（图 32）。

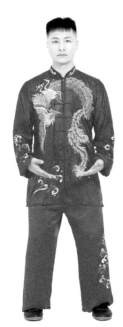

图 31

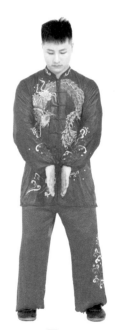

图 32

动作二 两腿缓缓伸直；同时，提升肘部，带动手掌，经身体前方上提至胸部位置（图33）。随后，两手继续上提至面前，两掌分开，外托上举，两臂呈弧形，掌心朝向斜上方；目视前上方（图34）。

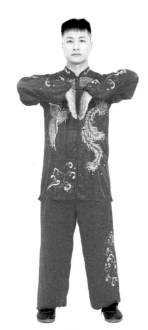

图 33

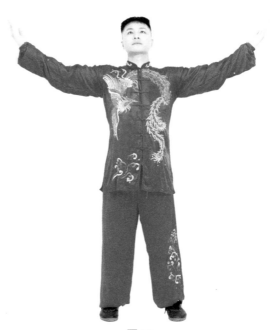

图 34

动作三 屈肘，两手经面部前方回收至胸前，高度约与肩齐平，指尖相对，掌心朝向下方（图35）。然后，微微屈膝下蹲；同时，两掌缓缓下按至肚脐前位置（图36）。

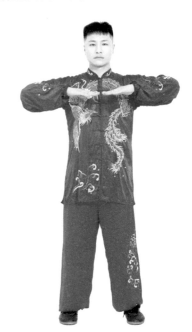

图 35

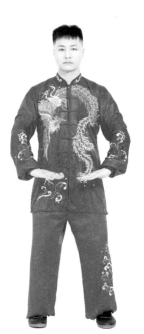

图 36

动作四 两掌继续向下、向左右外分至左右髋旁约 15 厘米处,掌心朝向外,指尖朝向下方(图 37)。从上动两掌下按开始配合发出"嘻"字的声音。

四

六字诀 ○ 第六式 嘻字诀

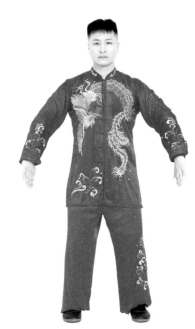

图 37

动作五 两掌手背相对合于小腹前，掌心朝向外、指尖朝向下方；目视两掌。

动作六 两腿缓缓伸直；提升肘部，带动手掌，经身体前方上提至胸部位置。随后，两手继续上提至面前，两掌分开、外托上举、两臂呈弧形，掌心朝向斜上方；目视前上方。

动作七 屈肘，两手经面部前方回收至胸前，高度约与肩齐平，指尖相对，掌心朝向下方；目视前下方。然后，微微屈膝下蹲；同时，两掌缓缓下按至肚脐前位置；目视前下方。

动作八 两掌继续向下、向左右外分至左右髋旁约15厘米处，掌心朝向外、指尖朝向下方；目视前下方。从上动两掌下按开始配合发出"嘻"字的声音。

本式共发出"嘻"字音2次。

【注意事项】

❶ 旋腕手背相对时，两手缓缓抬至胸部的同时两腿缓慢伸直。

❷ 两掌向外展开、向上托举时，两臂呈水平状。

❸ 吐音时，双腿应微微屈膝下蹲。

【 功理作用 】

❶ 中医学认为，"嘻"字诀与少阳三焦之气相对应。口吐"嘻"字能够
疏通少阳经脉、调和全身气机。

❷ 通过提手、分掌、外开、上举，以及内合、下按、松垂、外开的动作，
分别可以起到升开与肃降全身气机的作用。二者相反相成，共同达到
调和全身气血的功效。

收势

技术要领

动作一 接上式动作。两手外旋内翻，使掌心朝向内（图38），缓缓抱于腹前，虎口交叉相握，轻轻覆盖肚脐；同时两腿缓缓伸直（图39）；静养片刻。两掌以肚脐为中心揉腹、顺时针和逆时针各3圈。

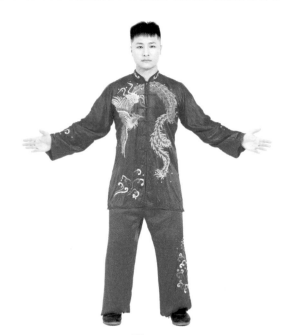

图 38

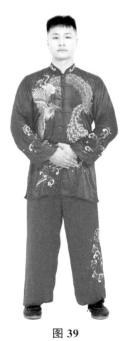

图 39

067

动作二 两掌松开，两臂自然下垂于身体两侧，恢复成并步站立姿势；
目视前方（图 40）。

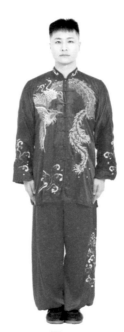

图 40

【 注意事项 】

① 虎口交叉相握时缓慢摩腹。

② 放松身体，柔和发力呼吸。

【 功理作用 】

通过收敛气息、静养按揉脐腹的动作，由练气转为养气，可以达到引气归元的作用，进而使练功者从练功状态恢复为正常状态。